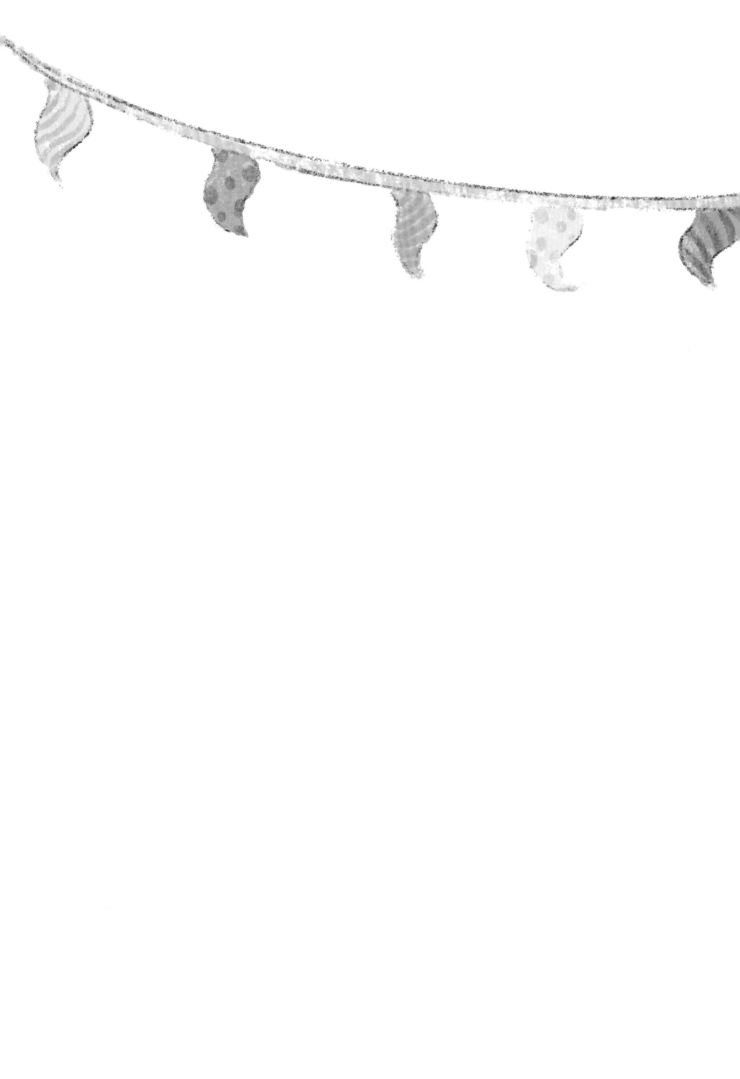

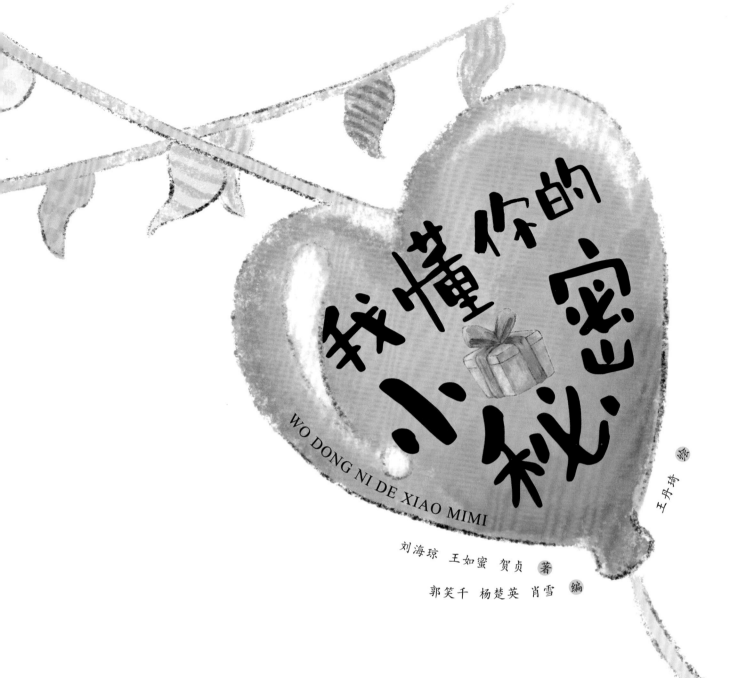

我懂你的密密小秘

WO DONG NI DE XIAO MIMI

王丹琦 绘

刘海琼 王如蜜 贺贞 著

郭笑千 杨楚英 肖雪 编

湖南少年儿童出版社·长沙
HUNAN JUVENILE & CHILDREN'S PUBLISHING HOUSE

我是小希，今天是我开学的第一天，我高高兴兴地来到了二年级的教室。不一会儿，班主任黄老师走了进来。黄老师领着一个小男孩对大家说："同学们，欢迎你们回到学校，这学期我们班上来了一位新同学，他叫星小弟。星小弟你来给大家做个自我介绍吧。"

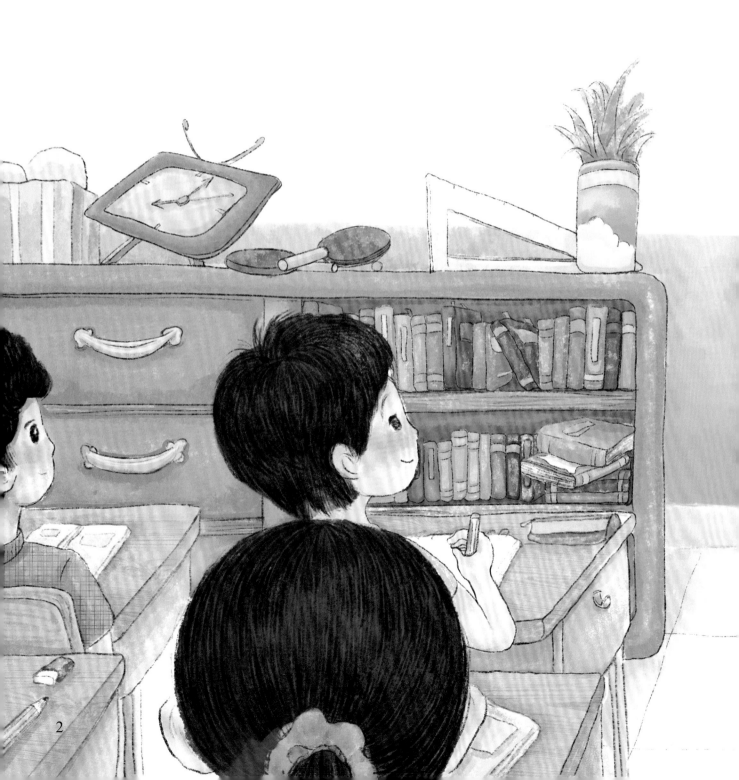

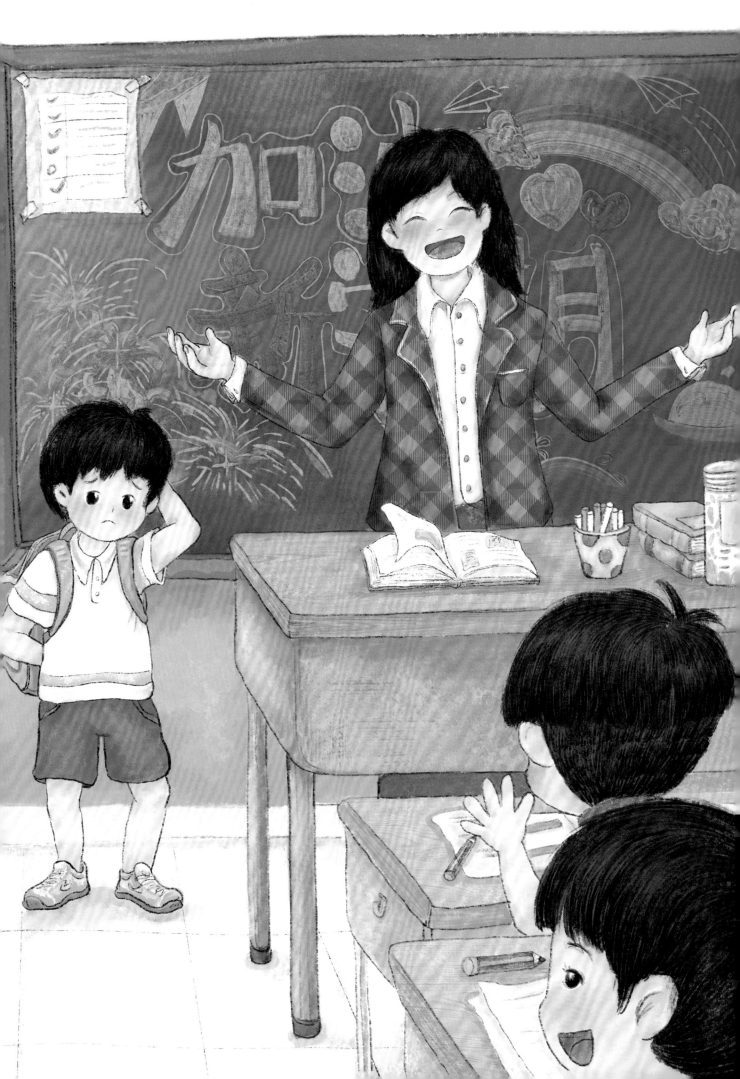

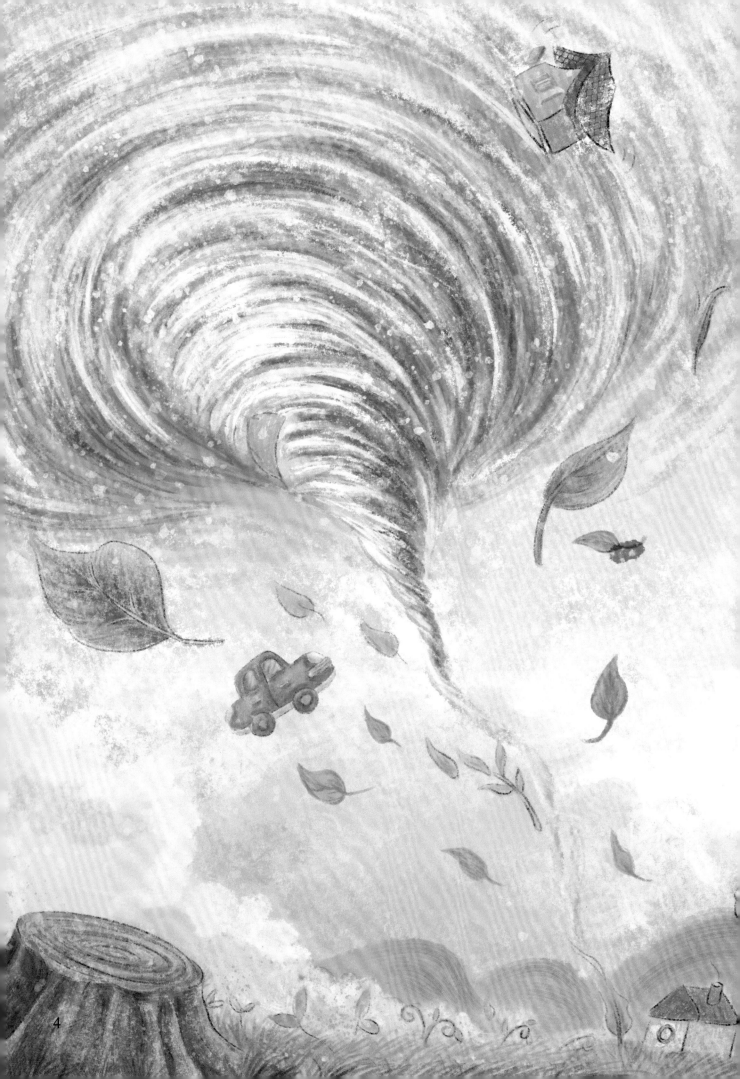

只见那个小男孩边反复搓手边小声说道:"大家好,我叫星小弟,我,我,我喜欢龙卷风,龙卷风形成的原因是云层上下温度差异过大,造成冷空气下降、热空气上升……""哇,这个同学好厉害。"我心里想。

"星小弟你坐小希旁边吧。"黄老师指了指我说。

他刚坐下,我就小声地跟他说:"你好厉害呀!"可他并不搭理我。"是我的声音太小了,他没有听见吗?算了,待会儿下课再找他吧。"

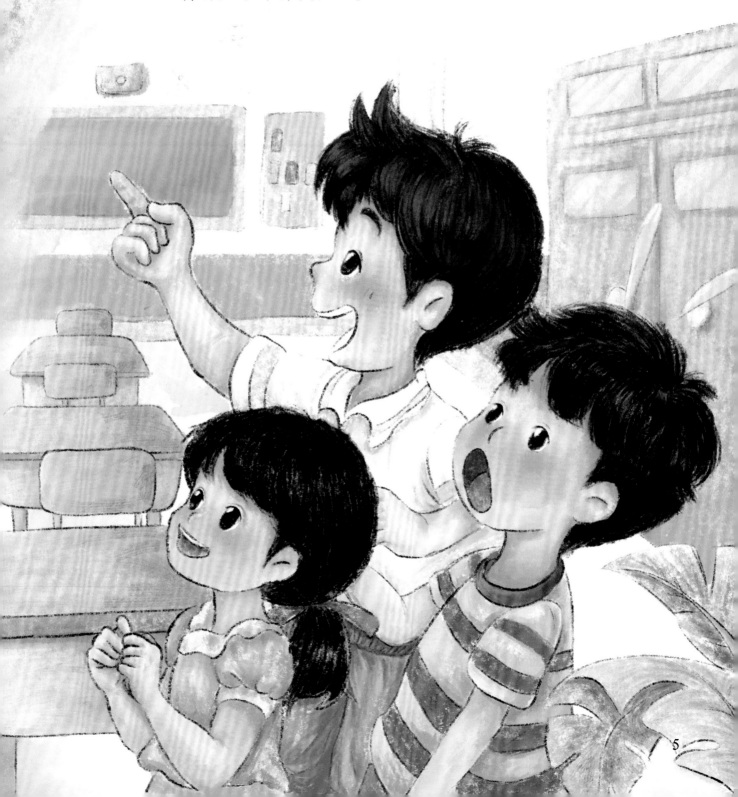

第一节课下课了！我和其他同学都围到了星小弟旁边，叽叽喳喳地问他："你几岁了？""你之前是哪个学校的？""你的铅笔盒里有什么？"……

　　星小弟变得焦躁不安，开始在座位上扭来扭去。突然，他一下子站起来，冲出人群，向教室外面跑去。我赶紧跑去办公室告诉黄老师。

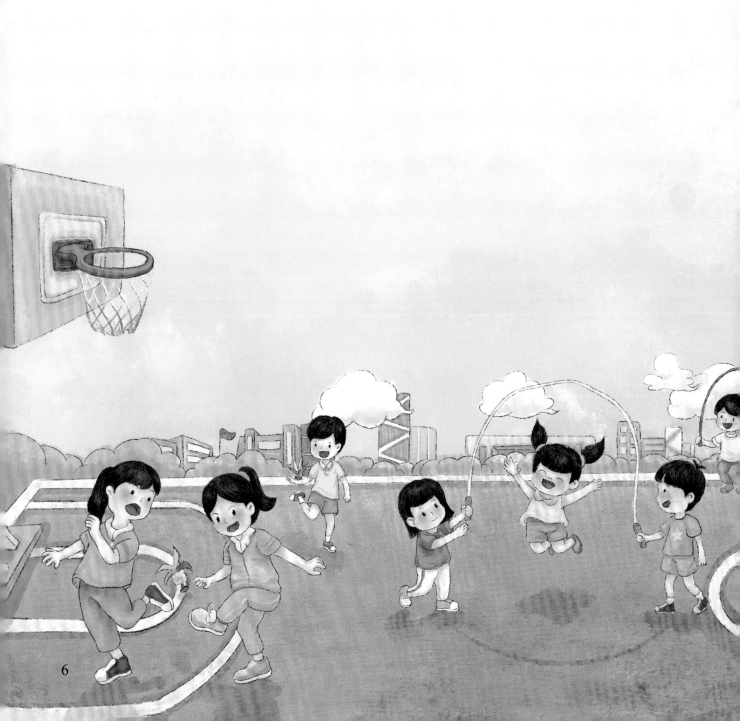

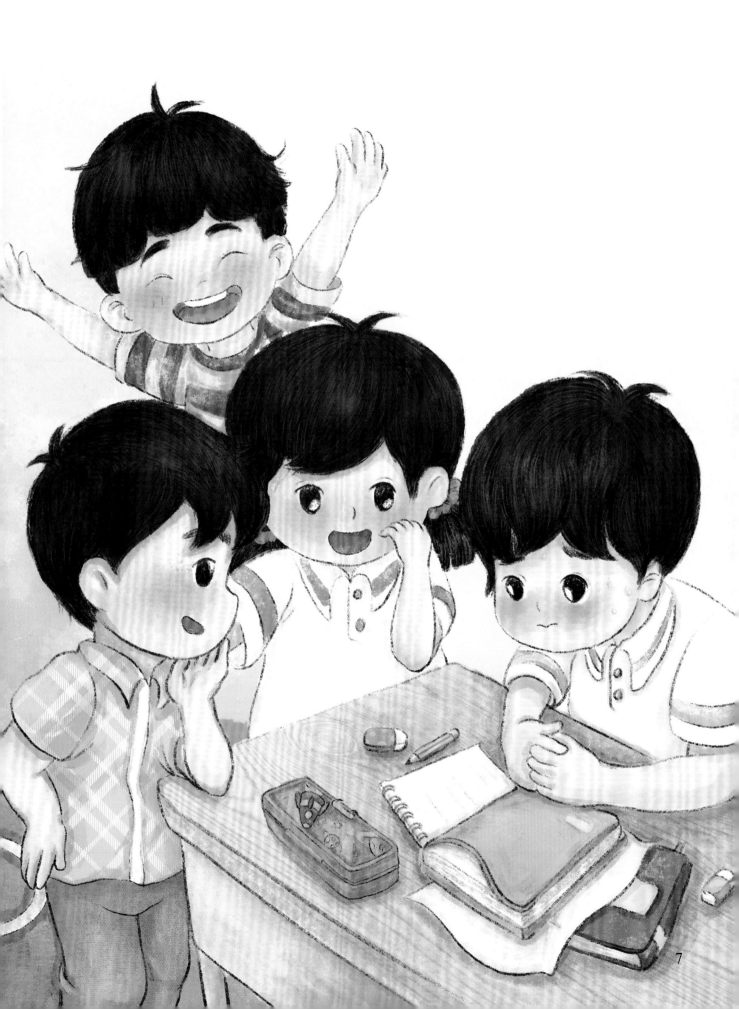

过了一会儿，星小弟被老师领回座位上。他虽然坐下来了，但是不停地在开关他的铅笔盒，发出"嗒嗒"的噪声。"好吵啊！"一个同学不开心地对星小弟嚷了一下。星小弟似乎没有听到同学的话，他的手并没有停下来。

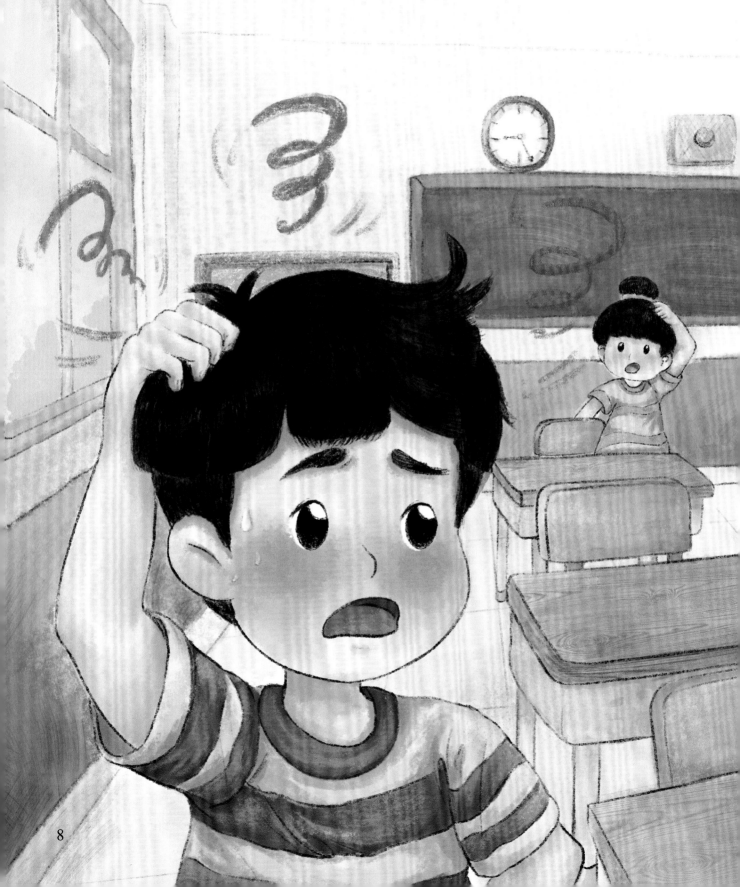

这时黄老师过来了，她递给星小弟一个软软的小球，让他握在手里玩。铅笔盒的声音终于停止了。

我好奇地打量着这个新同桌，感觉他似乎跟大家有点不一样，但又说不清楚到底是哪里不一样。

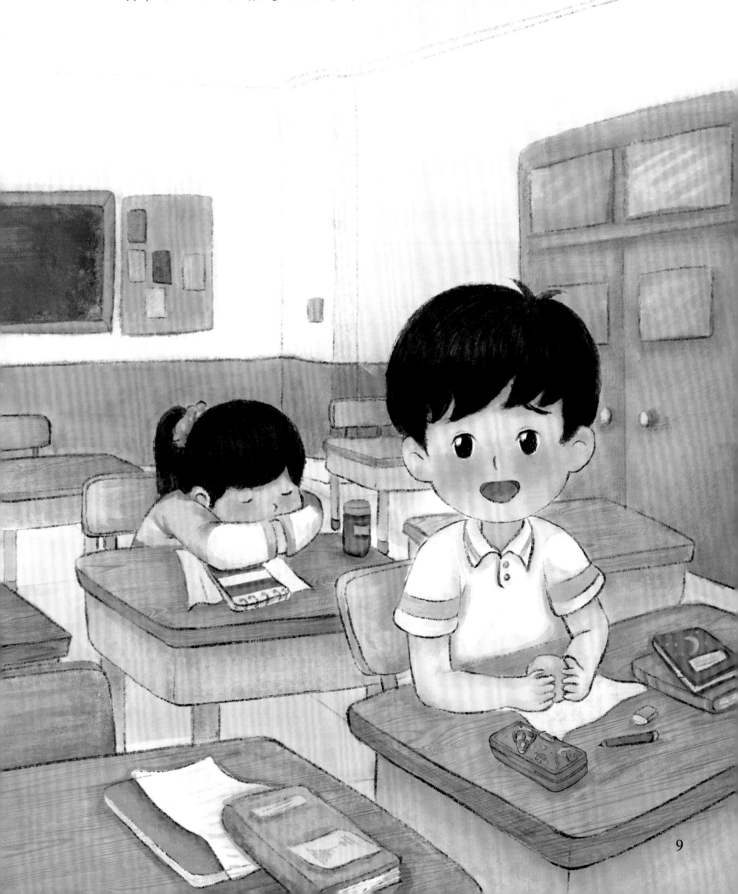

终于到了自由课堂的时间，我和好朋友选择在教室的一个角落搭积木，每当搭起来的木块高台倒塌的时候，我们一起发出开心的欢呼声。星小弟也被噼噼啪啪木块跌落的声音吸引过来。他挤到了积木的面前，和我们一起搭建新的高台。可是，问题很快就出现了……

"嘿，还没轮到你呢！"我对星小弟说。但星小弟好像听不见我的话，继续我行我素地加建木块，完全不理睬周围人的反应。星小弟想马上看到高台倒塌的样子。

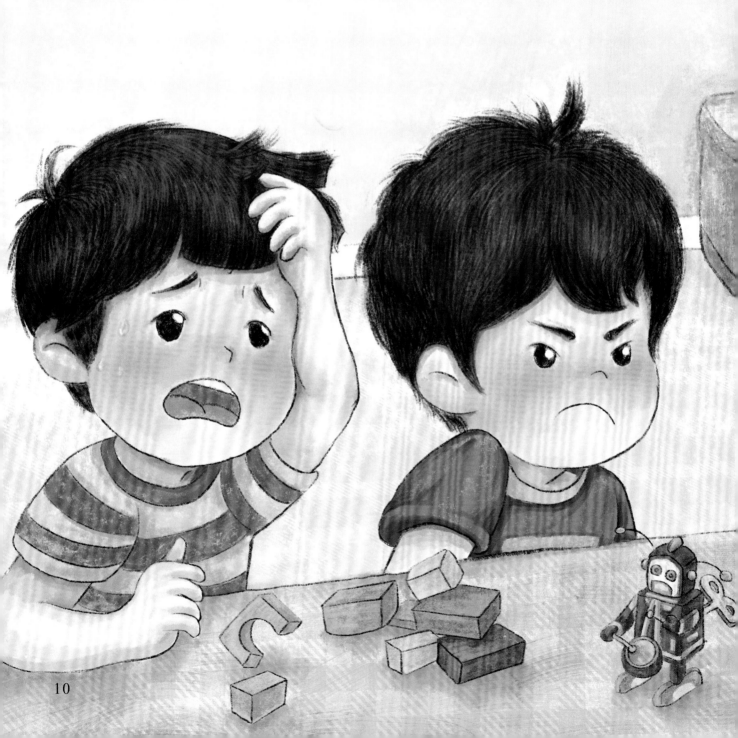

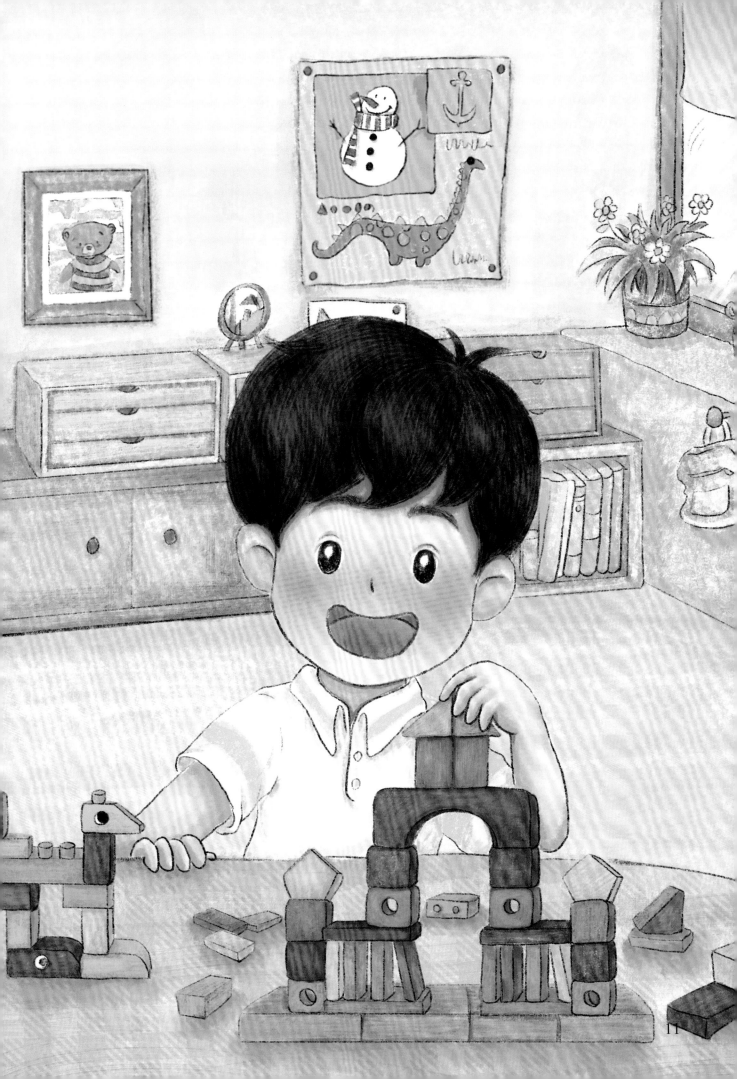

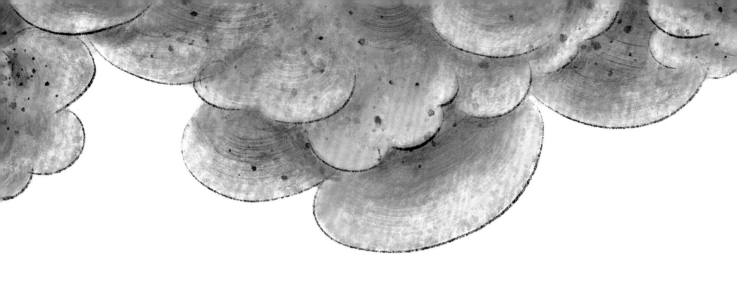

　　星期五，学校安排了下午进行消防逃生演练。同学们都很期待，因为觉得演练很有趣，可星小弟看起来很奇怪的样子。

　　他坐立不安地一直在问我："什么是消防演练啊？今天学校会着火吗？……"

　　"不是啦，演练就是模拟着火后我们应该怎么办……"我兴奋地告诉他。

　　"学校会着火吗？那我该怎么办呢……"星小弟一脸的担忧。

　　"又不是真的着火了，他在想什么呢？"我不解地小声嘀咕着。

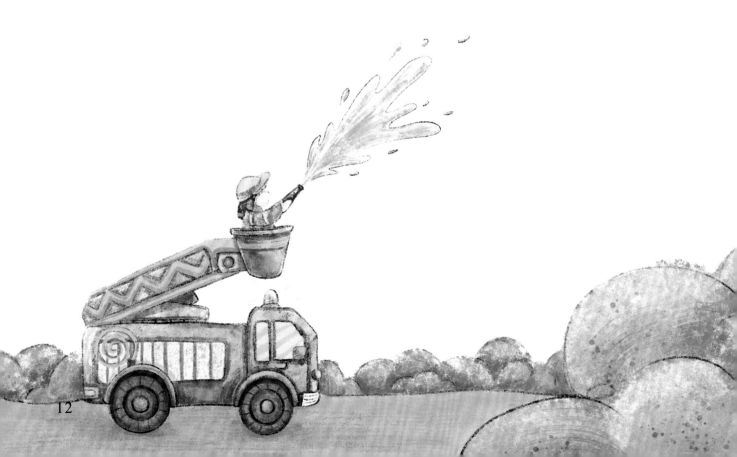

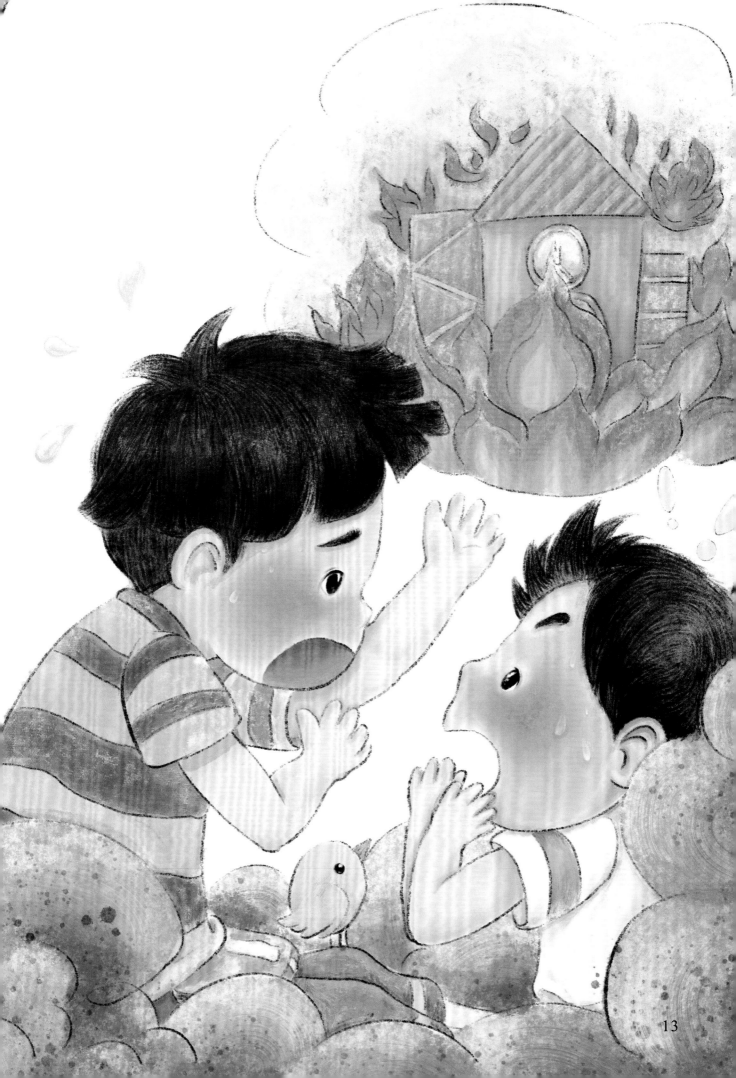

到了下午，消防逃生演练终于开始了。防火警报响起，老师组织大家有序到达操场。

突然，我听到了很大的哭声："妈妈，妈妈，着火了，我好害怕，我要回家！"我回头一看，原来是星小弟哭个不停并且一直要找妈妈。

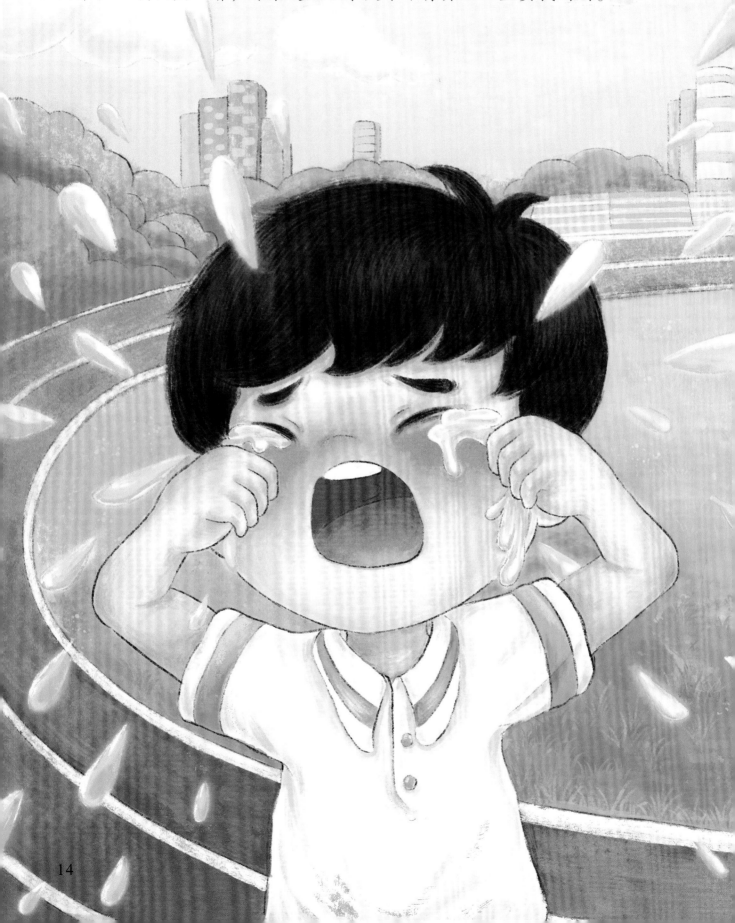

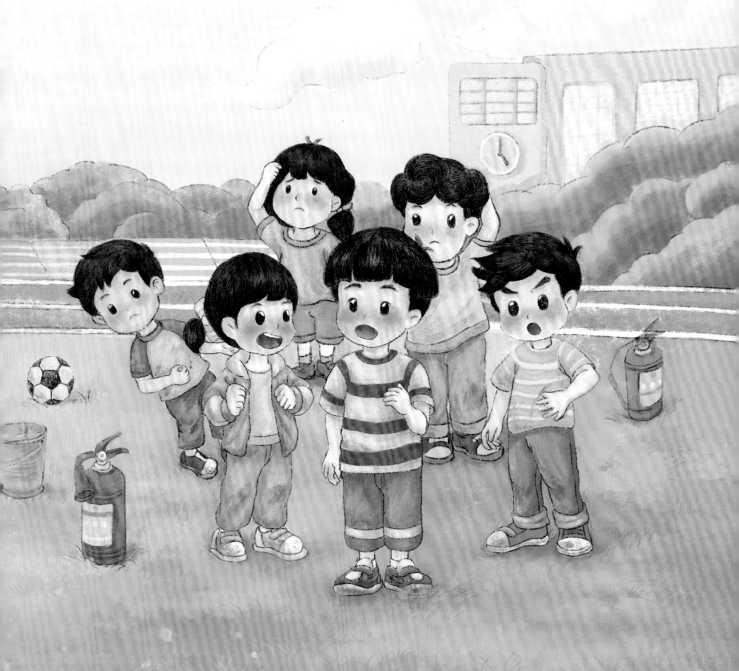

　　"星小弟，这只是一个演练，不是真的。唉，好心情都被你弄没了！"旁边的同学一边给星小弟解释，一边抱怨道。

　　为什么星小弟会这么害怕呢？明明只是一场演练，又没有真的着火。我的同桌真是有点奇怪呀，我真想弄清楚他的脑袋里面到底装了什么。

"同学们，我们排队上课啦！"体育课上，许老师正组织同学们排队，"听到名字的同学依次按顺序排队。方小晴、李小川……陈小希、星小弟……"

星小弟又和我站在一起，但星小弟听到名字后，站到了老师的面前。

"星小弟，请站到陈小希的后面。"

"不，我要站第一个。我要站第一个！"

"我们要按点名的顺序站到陈小希后面哟。"许老师边说边带着星小弟站到我的后面。这时星小弟开始哭闹起来："不要！我要站第一个！我就要站第一个……"

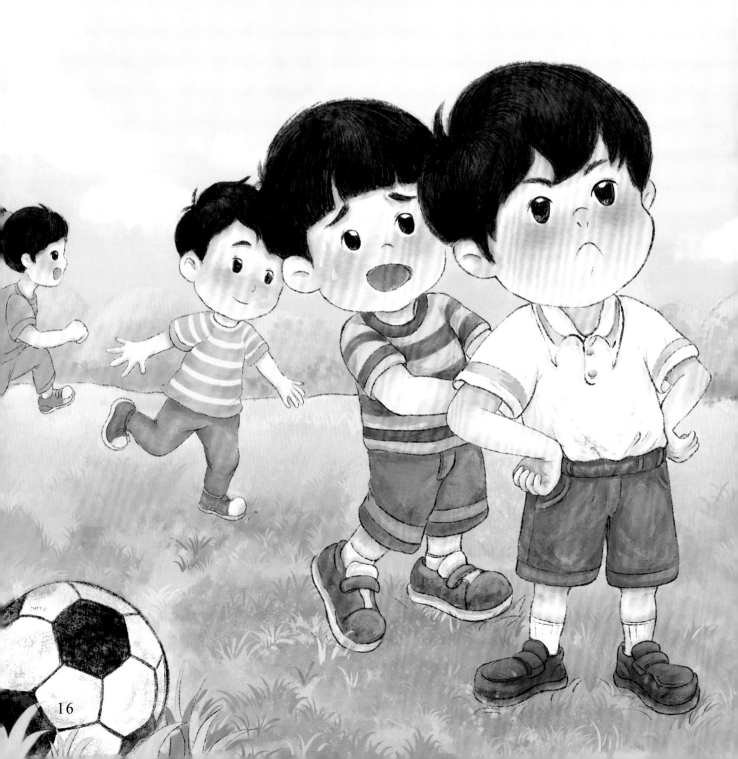

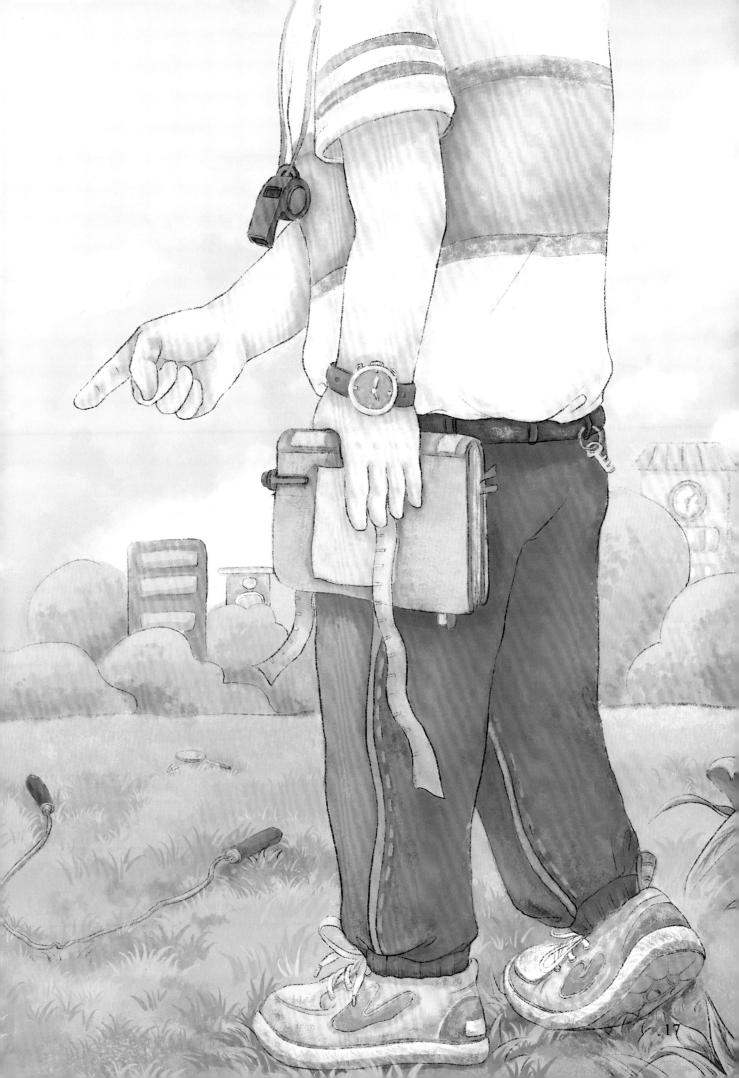

星小弟真是奇怪了，他为什么要站第一个呢？

我试图帮助许老师劝说星小弟："你别哭了，你比我个子高，所以要站在我的后面呀。"

星小弟却哭得更厉害了："我就要站第一个！我就要站第一个……"

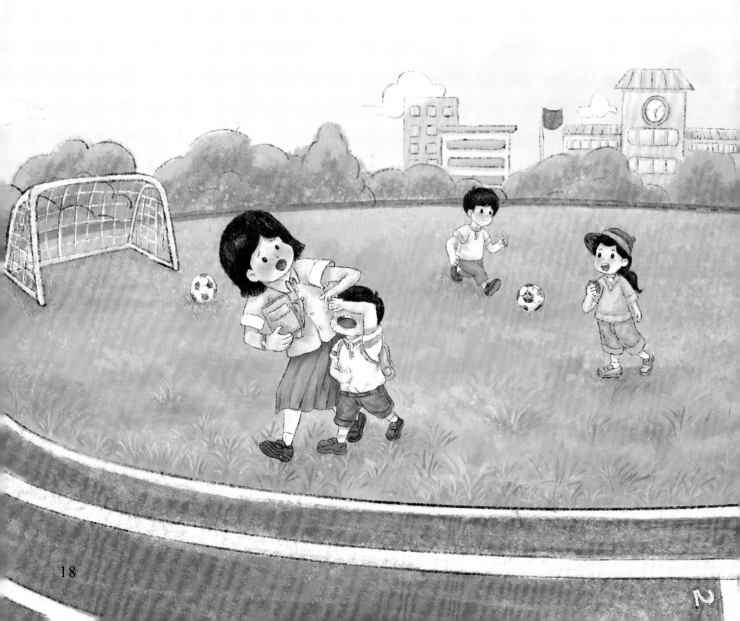

这时班主任黄老师来了，黄老师拉着哭闹的星小弟向教室走去……

同学们开始议论纷纷："为什么星小弟又开始无理取闹了……" "明明大家都站得好好的，就他一个人搞特殊……" 我的同桌真是一个谜，他怎么总是做出一些让人不解的事情呢？

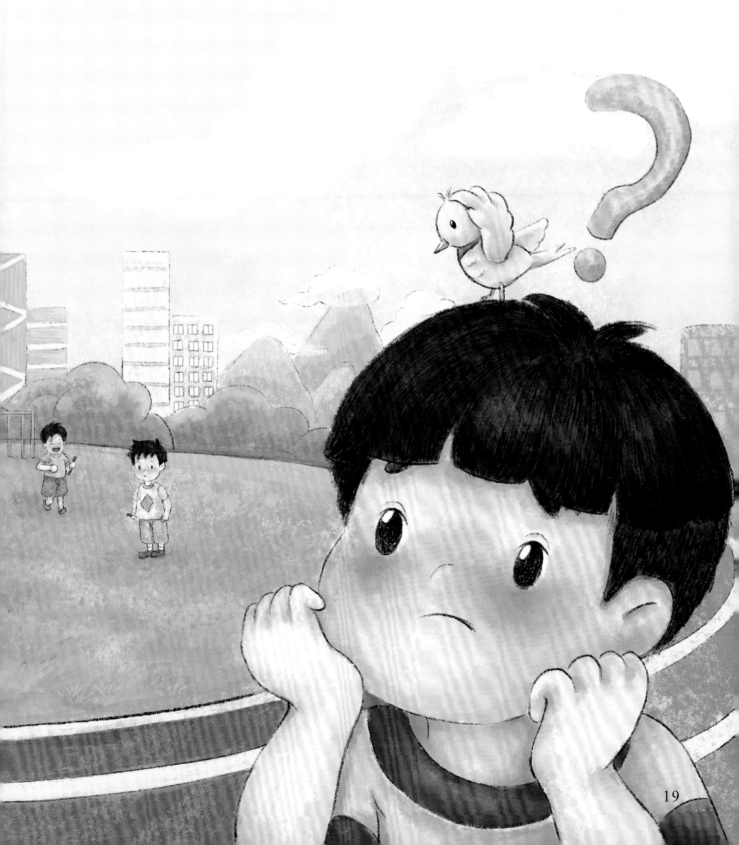

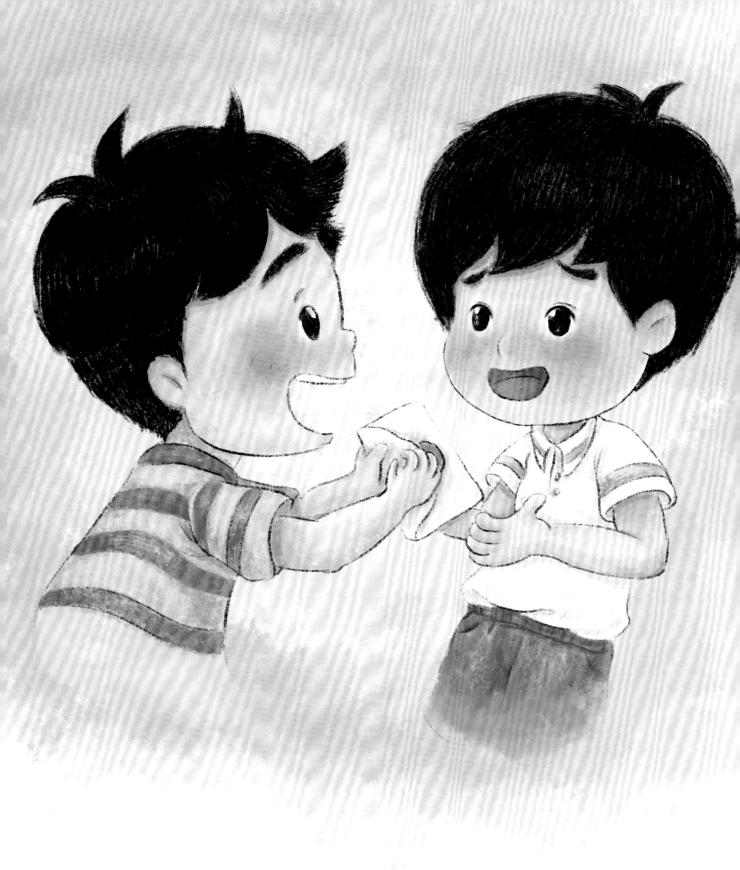

　　我的生日马上就要到了。我想邀请几位同学来参加我的生日聚会。在教室里，我开心地给同学们送上我亲手写的邀请卡。还剩最后一张邀请卡，我想了想，"还有谁没有收到我的邀请卡呢？"

这时，一张清秀的脸庞映入我的眼帘。"对了，还有他，我的奇怪同桌！"我诚恳地对他说："星小弟，周日是我的生日，这是给你的邀请卡，记得要来哟！"星小弟迟疑了一会儿，最终接过邀请卡，转身坐回了座位。

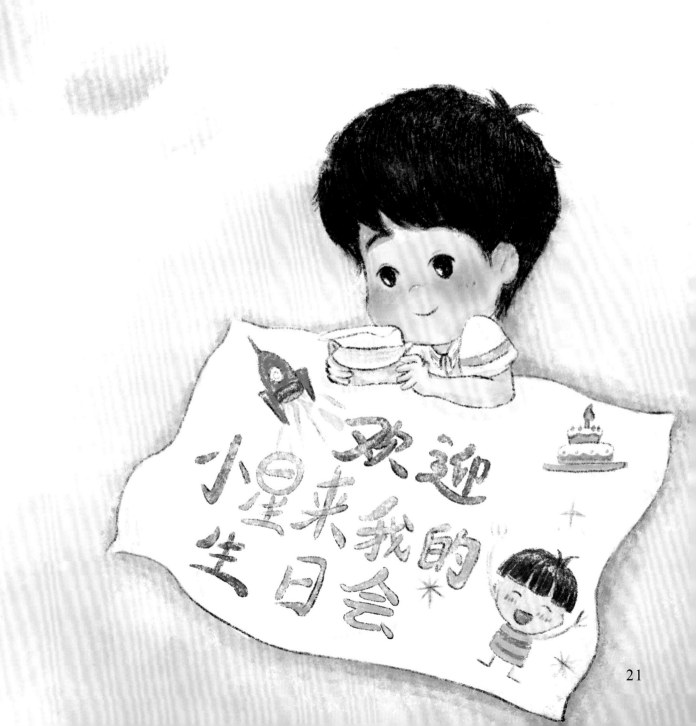

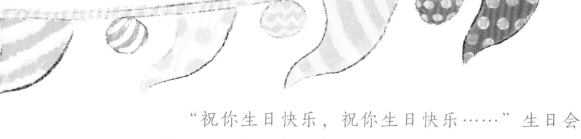

　　"祝你生日快乐，祝你生日快乐……"生日会上，同学们开心地为我唱着生日快乐歌。在许愿的环节，我激动地闭上双眼，在心里许下生日愿望："我希望能跟大家都成为好朋友。"

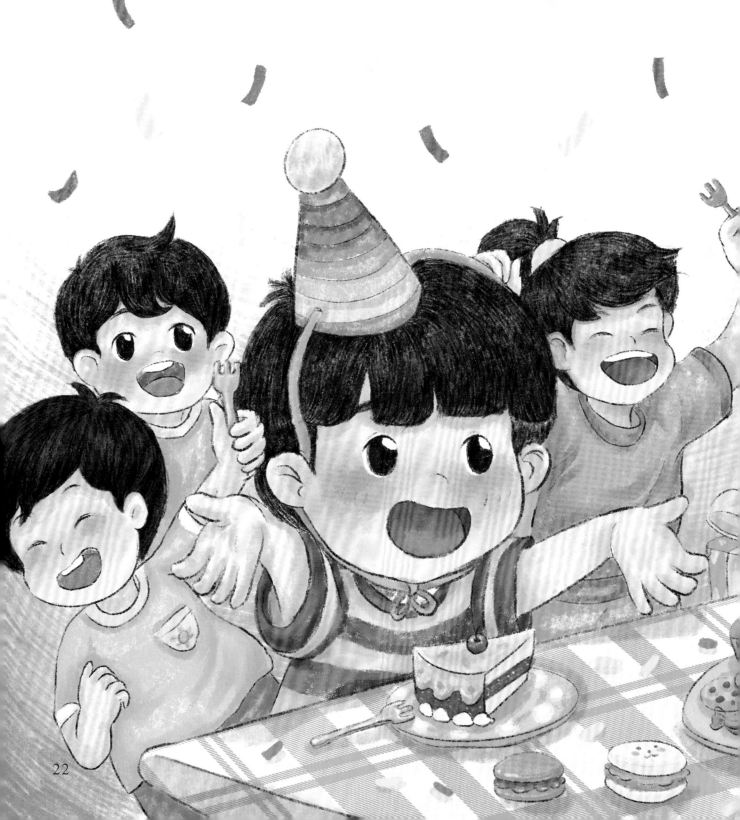

接着，同学们一起吃蛋糕，玩游戏……我的生日聚会在一阵又一阵的欢笑声中愉快地结束了。

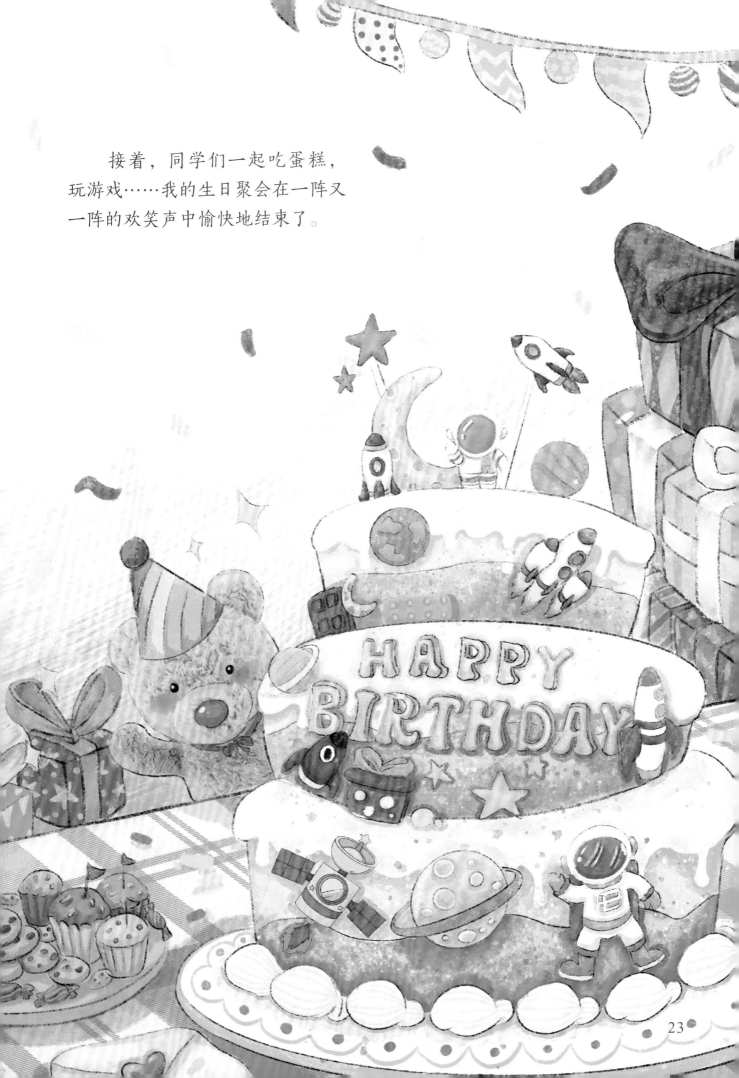

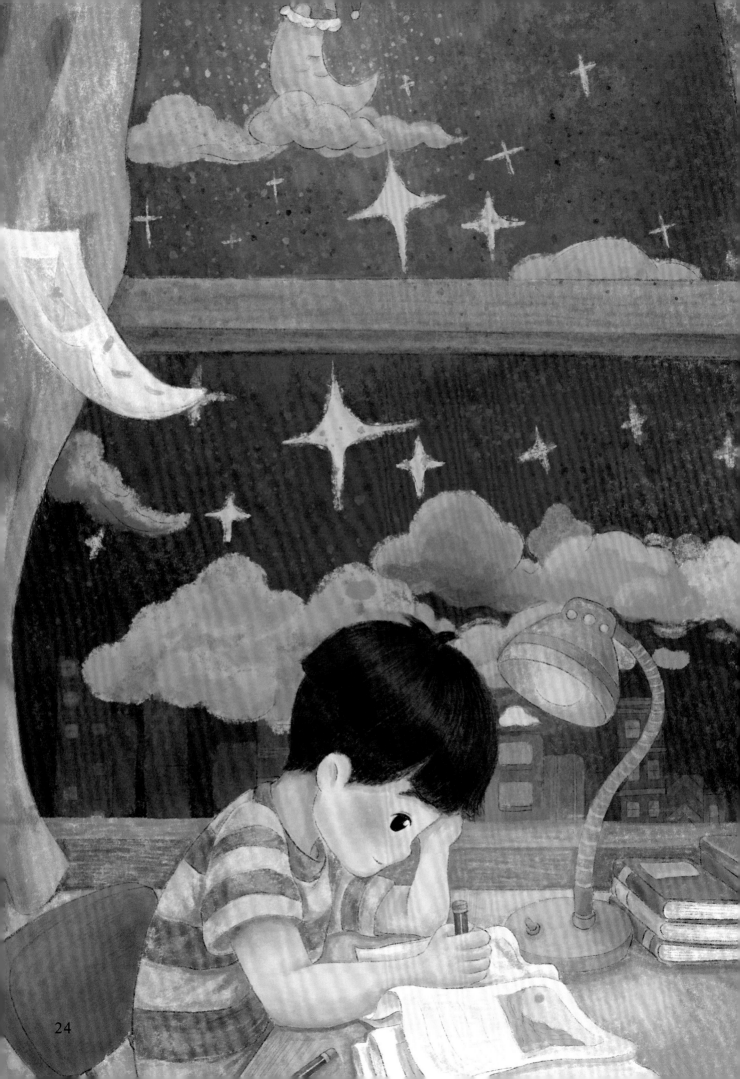

晚上，我坐在书桌边收拾书包，心想："今天星小弟没来参加我的生日会，是因为他不想跟我做朋友吗？"伴随着失落，我抬头望向窗外的天空，对着星星说道："真希望能更了解星小弟，跟他成为好朋友啊。"

突然，一颗格外闪亮的星星对着我眨了眨眼睛，好像在向我打招呼，我顿感一阵睡意袭来，慢慢闭上了眼睛。

不知过了多久，一道亮光在眼前闪过，我揉了揉眼睛，睁开眼一看，发现自己竟然在一个人的大脑里。

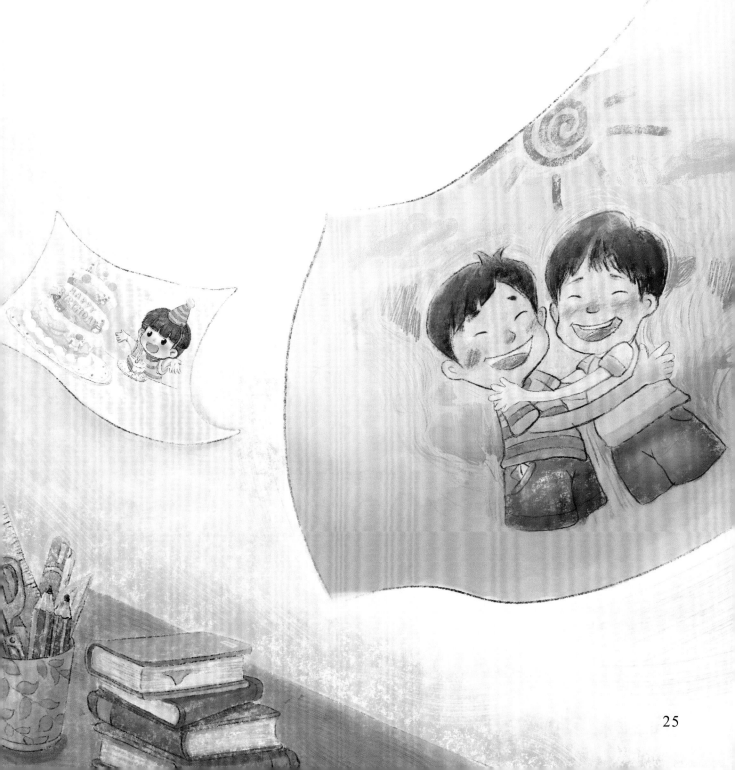

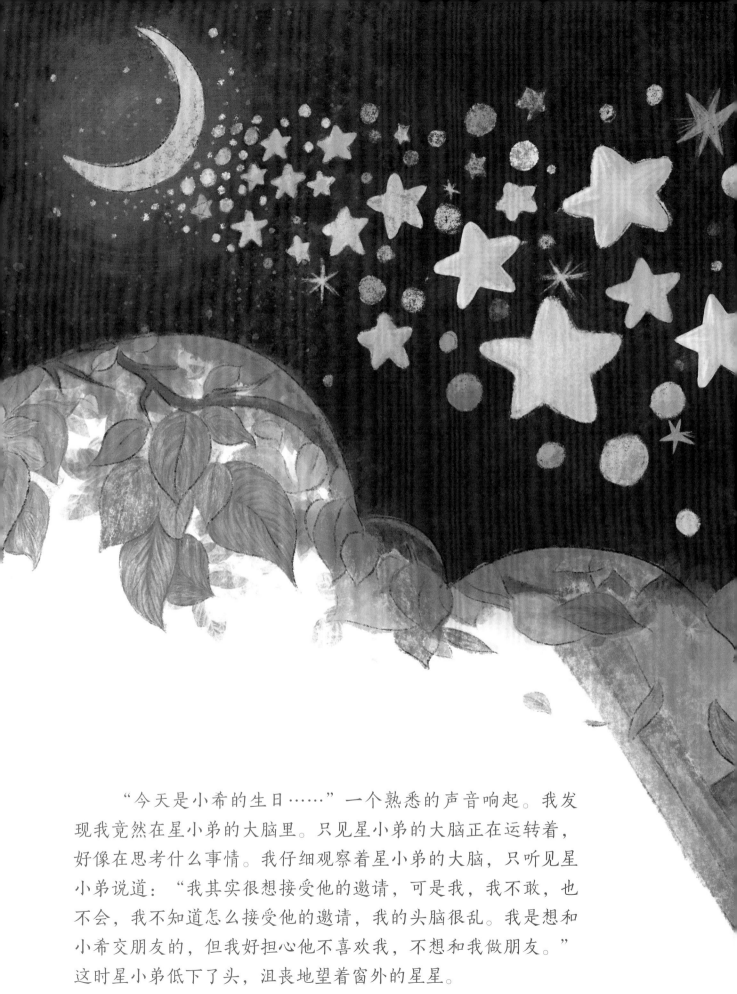

　　"今天是小希的生日……"一个熟悉的声音响起。我发现我竟然在星小弟的大脑里。只见星小弟的大脑正在运转着，好像在思考什么事情。我仔细观察着星小弟的大脑，只听见星小弟说道："我其实很想接受他的邀请，可是我，我不敢，也不会，我不知道怎么接受他的邀请，我的头脑很乱。我是想和小希交朋友的，但我好担心他不喜欢我，不想和我做朋友。"这时星小弟低下了头，沮丧地望着窗外的星星。

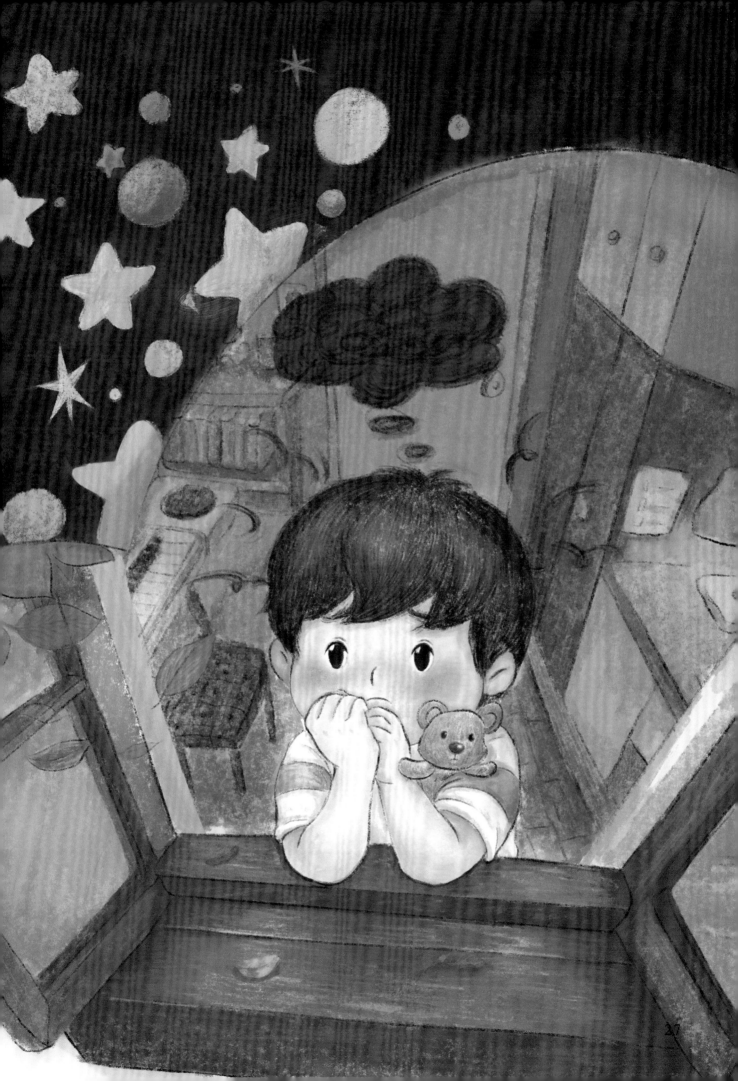

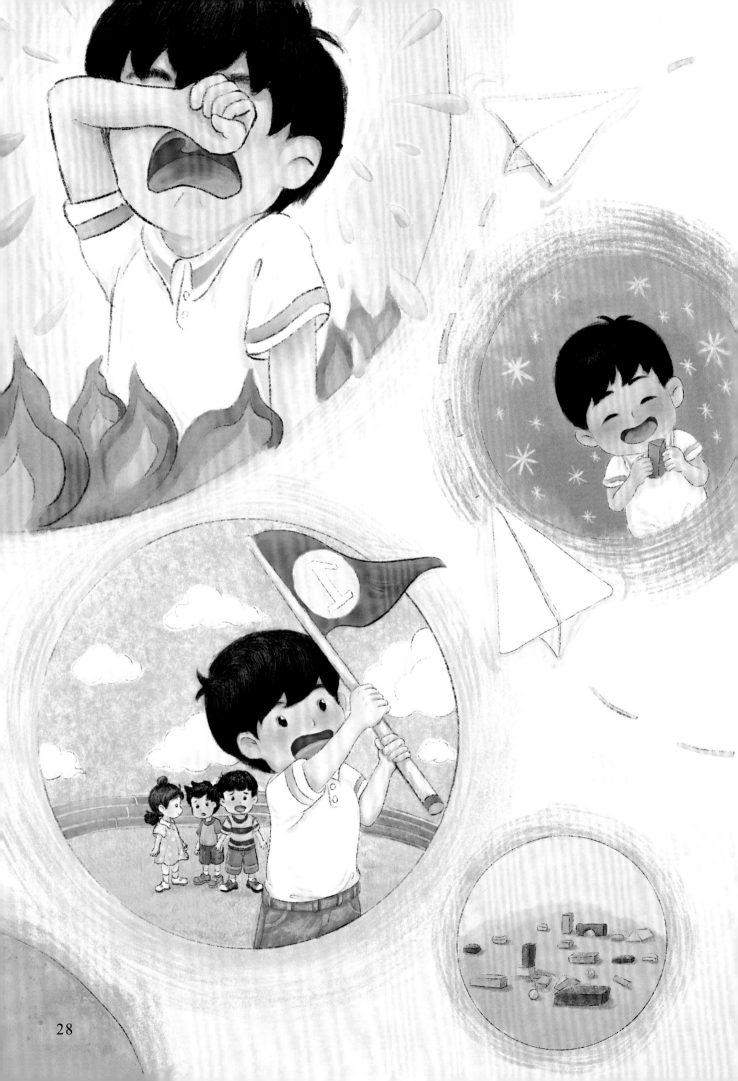

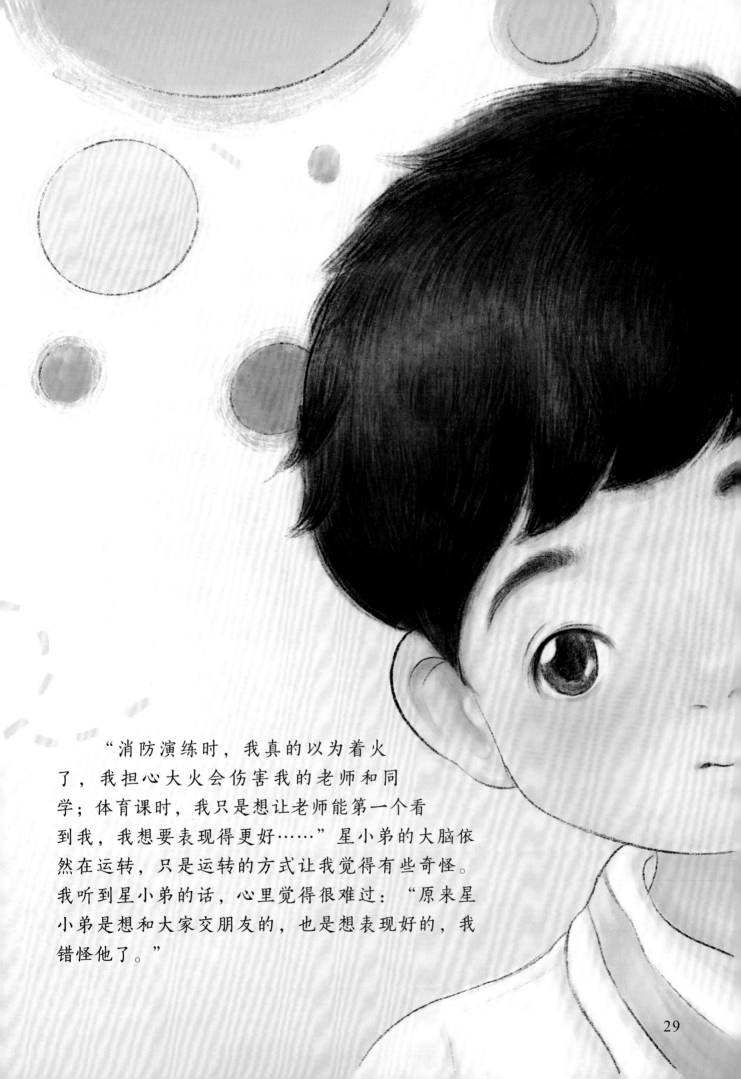

　　"消防演练时，我真的以为着火了，我担心大火会伤害我的老师和同学；体育课时，我只是想让老师能第一个看到我，我想要表现得更好……"星小弟的大脑依然在运转，只是运转的方式让我觉得有些奇怪。我听到星小弟的话，心里觉得很难过："原来星小弟是想和大家交朋友的，也是想表现好的，我错怪他了。"

29

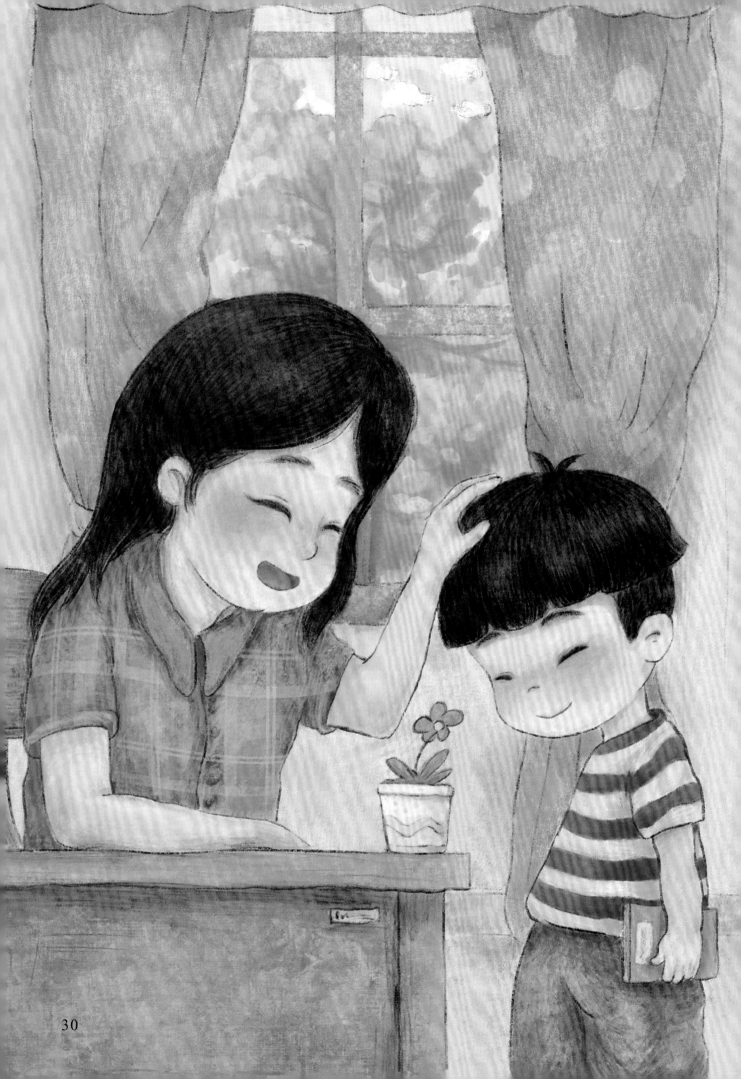

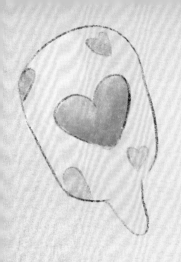

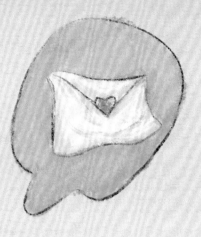

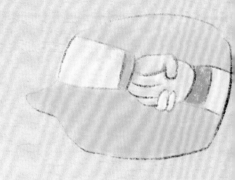

　　随着"嗖"的一声，强光再次闪过。我趴在书桌上慢慢醒来，回想着梦中的奇幻之旅。"要是我能帮助星小弟就好了，可是我不知道怎么帮助他。"

　　我望了望天空中闪烁的星星，心想："老师一定知道怎么帮助星小弟，明天就去问问老师吧。"

　　第二天，我走进老师的办公室，告诉黄老师我想帮助星小弟。黄老师很欣慰，不仅教了我很多帮助星小弟的方法，还表扬了我。

科学课上，大家分组观察磁铁，每个小组有磁铁、铁钉、纸卡、塑料玩具、小铁片、钥匙等物品。老师给我们演示有的物品能被磁铁吸住而有的物品不能，星小弟看得很认真。

　　接下来就是小组伙伴轮流实验。大家看星小弟特别感兴趣，就让他第一个尝试。可星小弟拿着磁铁一直不松手，其他的同学都很不开心。小虎伸手想去把磁铁从星小弟的手中抢过来，眼看小虎就要和星小弟打起来了。

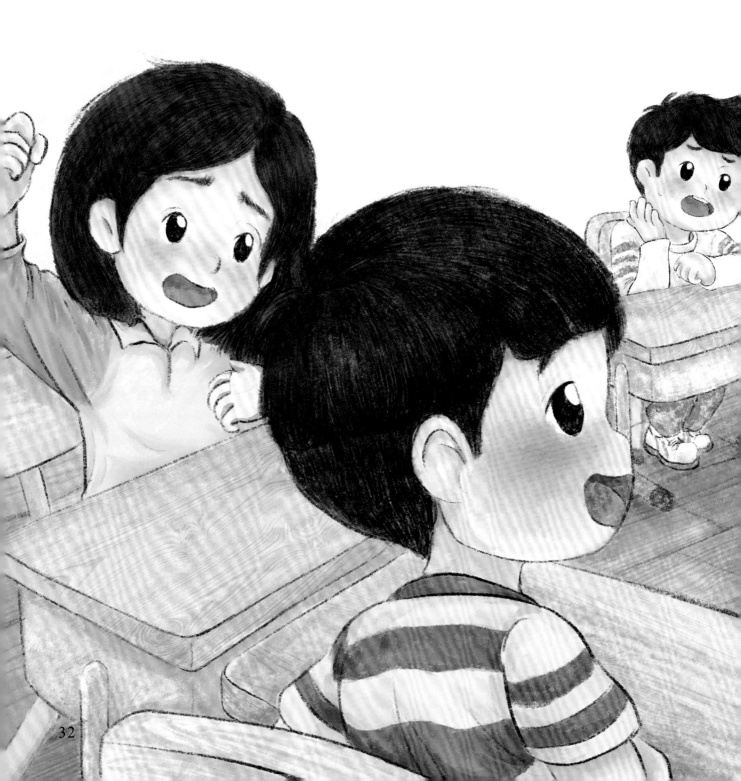

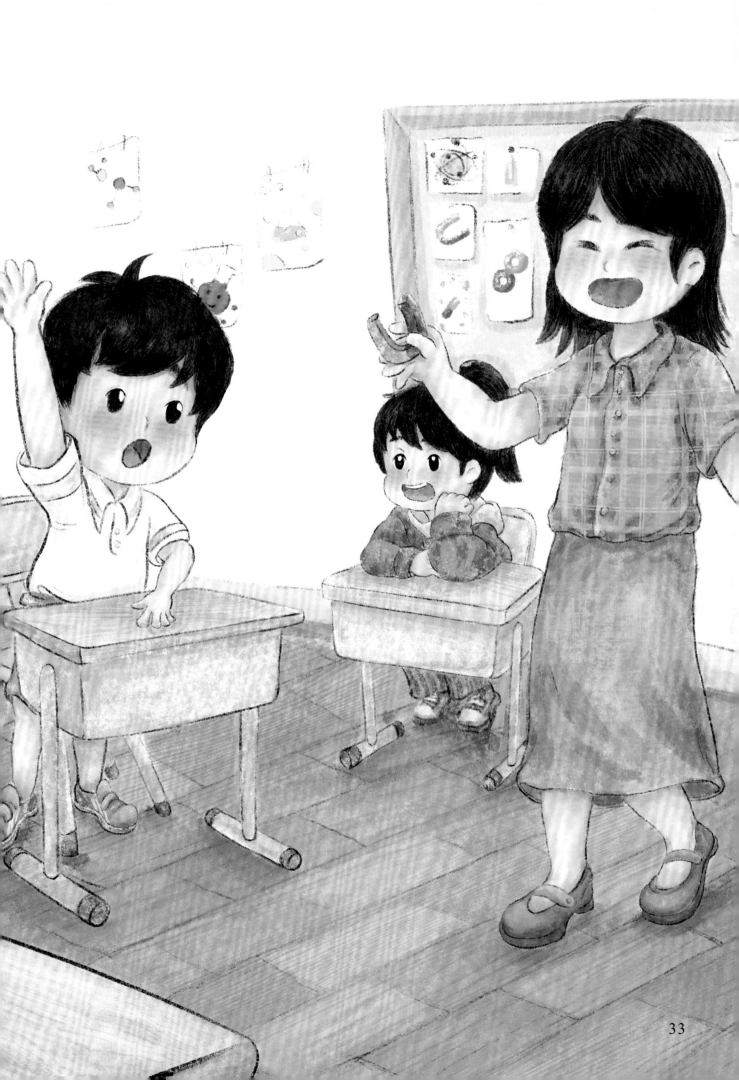

33

我马上挡住小虎，让他先不要抢星小弟手中的磁铁。我注视着星小弟的眼睛，对他说："星小弟，我们知道你喜欢玩磁铁，我们都觉得磁铁很好玩，大家也都想玩。你是再玩一分钟还是两分钟呢？"

　　"一分钟。"星小弟说。

　　"好的，没问题。当墙上的时钟显示'10:51'的时候，你就要把磁铁交给小虎哟。"

　　星小弟点了点头。时间到了，星小弟真的将磁铁交给了小虎。同学们都说："小希，你好厉害，星小弟听你的话呢。"我很开心地说："下次你们也可以这样做，给星小弟提供选择的机会。"

　　"好的，我们以后也试试看。"同学们纷纷点了点头。

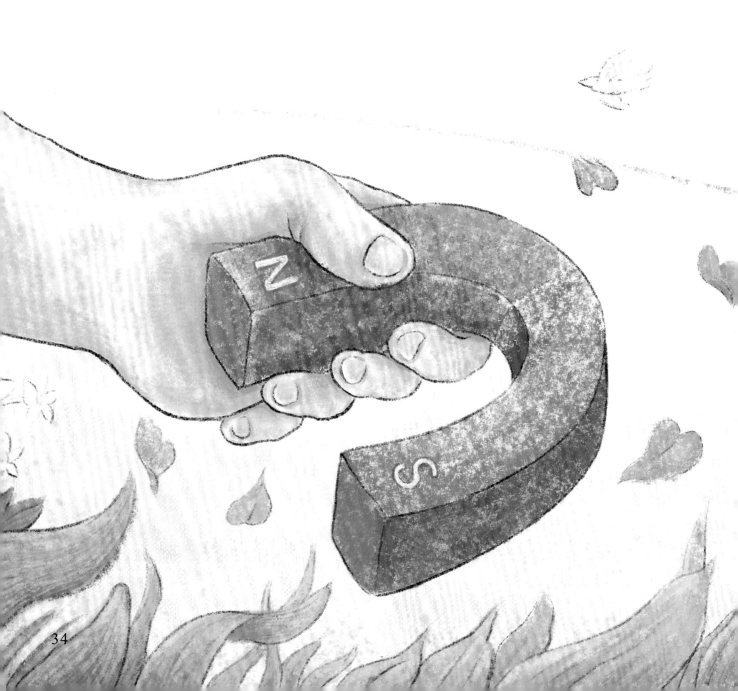

34

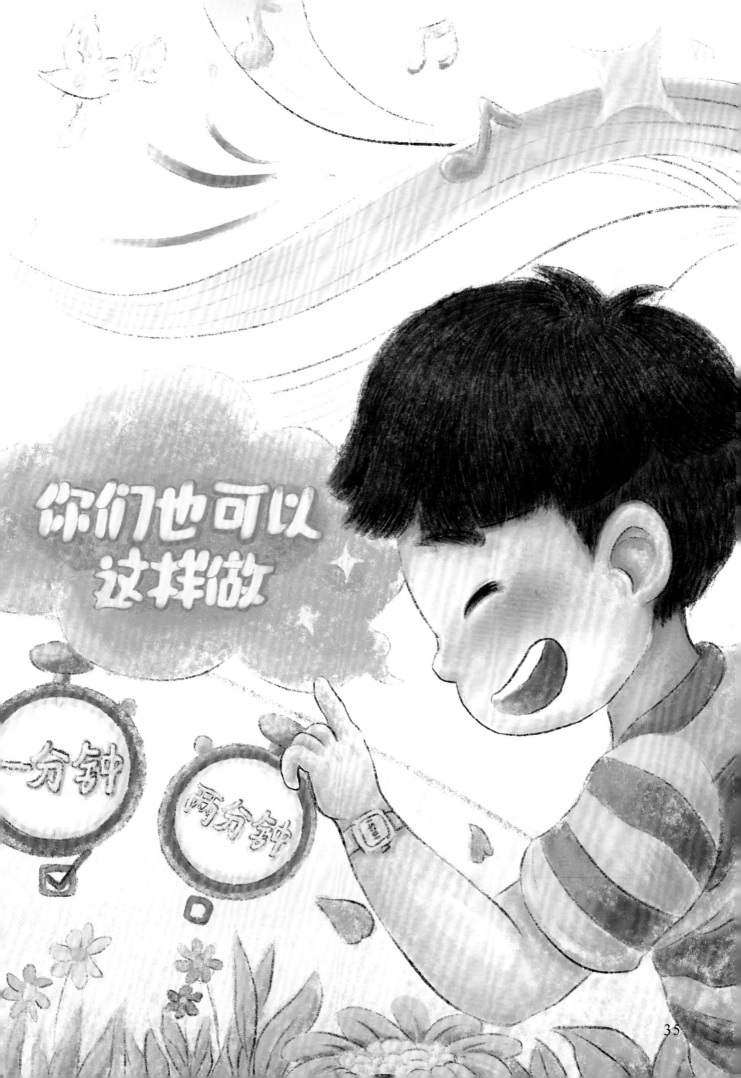

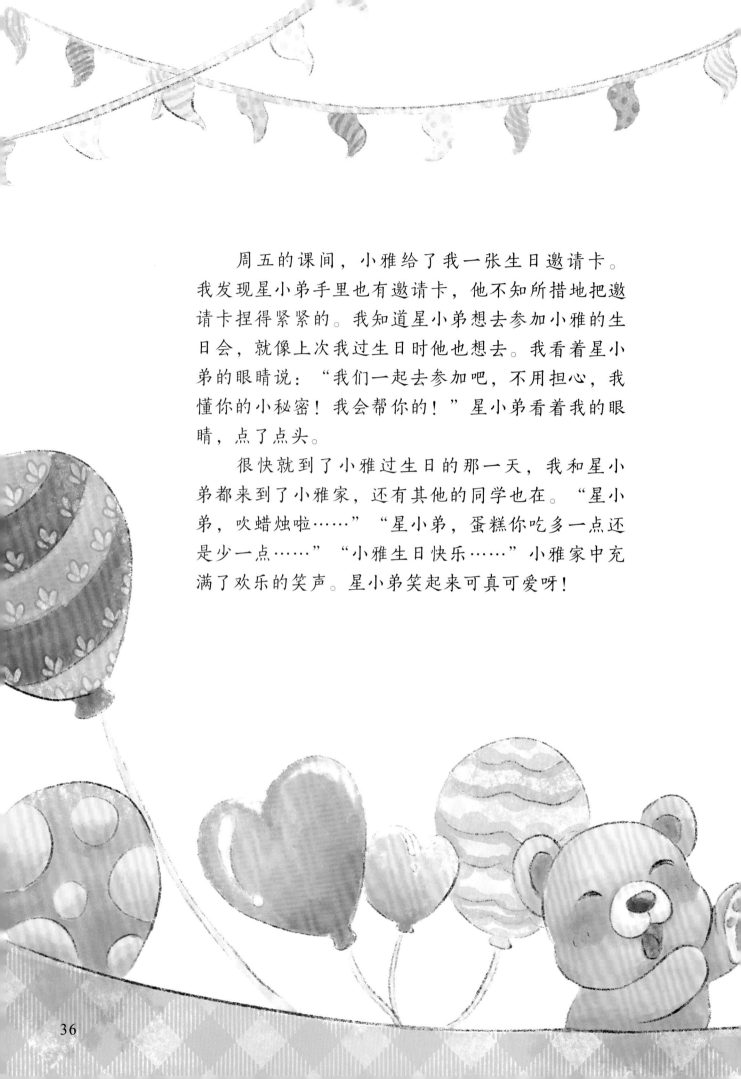

　　周五的课间，小雅给了我一张生日邀请卡。我发现星小弟手里也有邀请卡，他不知所措地把邀请卡捏得紧紧的。我知道星小弟想去参加小雅的生日会，就像上次我过生日时他也想去。我看着星小弟的眼睛说："我们一起去参加吧，不用担心，我懂你的小秘密！我会帮你的！"星小弟看着我的眼睛，点了点头。

　　很快就到了小雅过生日的那一天，我和星小弟都来到了小雅家，还有其他的同学也在。"星小弟，吹蜡烛啦……""星小弟，蛋糕你吃多一点还是少一点……""小雅生日快乐……"小雅家中充满了欢乐的笑声。星小弟笑起来可真可爱呀！

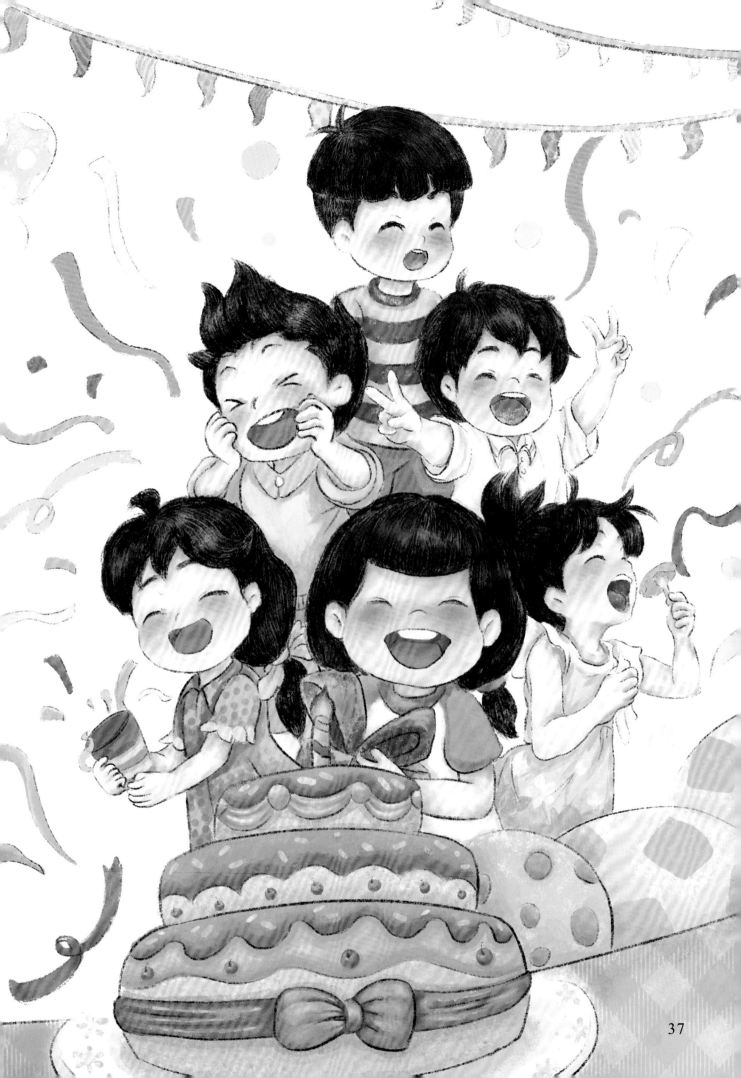

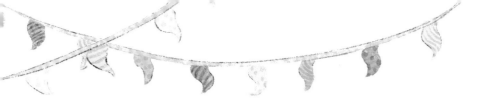

作者的话

我从小话不多，比较内向，周围的人都开玩笑说："你是不是有孤独症啊？"内向就是孤独症吗？

2014年，我开始踏入言语治疗师这个特别职业的大门，主要从事孤独症、听力障碍、语言发育迟缓儿童的言语语言/社交沟通治疗工作。我才明白孤独症是一种神经发育障碍，与是否内向无关。孤独症的主要特征是重复刻板的行为、狭隘的兴趣和社交沟通障碍，比如痴迷于玩汽车的轮子；对与他人互动不感兴趣；只谈论自己喜欢的话题，不管他人是否感兴趣。

目前，普通大众对于孤独症仍缺乏准确的认知，甚至各种污名化。孤独症儿童和普通儿童确实存在差异，在很多方面需要我们的帮助，但是他们并不可怕，如果深入了解会发现他们其实很单纯。

随着融合教育的发展和被重视，越来越多的孤独症儿童进入普通学校学习，同时也面临着许多的问题：普校普遍缺少相应的专业支持，因此他们很难真正融入普校生活。还有更多的孤独症孩子没有进入普校接受教育。

学习和生活的环境对于孤独症儿童非常重要，如果整个社会能够给予孤独症儿童更多的支持，融合教育会更加顺利，他们的未来也会更加美好。如果能发展出包容支持的社会环境，每个人都将从中受益。有研究表明，班上有特殊儿童（孤独症、智力障碍等）的孩子比普通班级的孩子的未来反而发展更好，因为这样的环境让他们更善于发展出包容、接纳、合作等优秀品质。

刘海琼

主管言语治疗师

四川省人民医院/四川省精神医学中心

本册绘本主要讲的是学龄期孤独症儿童星小弟的学校生活的故事。虽然只是一个孤独症孩子的故事，但反映的是很多学龄期孤独症儿童上学的真实写照。社会环境的不理解，沉重的家庭经济和精神负担，让孤独症家庭步履维艰。随着国家多项举措落实，公众意识也逐步提高，社会环境也越来越包容和开放，希望通过此绘本，让更多学校、老师、学生、家长了解孤独症，看到孤独症儿童的闪光点，包容接纳他们的"不足"。相信，这一群孤独症孩子可以和普校孩子一样开心快乐地成长！

贺贞

主管言语治疗师

湖南省第二人民医院儿少心理科孤独症谱系障碍循证治疗与研究中心

每年9月开学季，湘雅二医院语言障碍门诊总有几个刚入读小学一年级便被劝退回家的孤独症孩子的家长前来寻求帮助。家长们纷纷描述孩子在学校的情况："我孩子上课总是不看老师、也不看黑板，但老师的问题都能答上来，老师觉得他不遵守课堂纪律，还劝我休学一年、明年再来。""老师说都有好几个家长投诉了，说我家孩子不爱说话，一说话就喜欢动手动脚，动不动就推、拉、拽别的孩子，有时上课还突然走出教室到操场上玩球。"

小朋友如何和孤独症孩子相处？他们有什么不一样？他们喜欢什么，不喜欢什么？

如果一个孤独症孩子来到教室，做你的同学，做你孩子的同学，做你的学生，我们如何看待他某些看似异常的行为，我们如何和他做朋友，如何帮他融入班级、融入学校生活？

这本绘本通过生动的故事、通俗的语言、精美的图画来一一告诉你答案。

孤独症孩子确实和其他孩子不一样，存在语言与社交沟通问题、异常行为问题，孤独症孩子又和所有孩子一样，有偏好的玩具，有喜欢的游戏，同样天真、纯洁，渴望友谊和关爱。

近年笔者非常欣慰地看到国家出台各项对孤独症孩子及其家庭的帮扶政策，各省、市、地区、县逐步践行孤独症孩子的早期康复干预、早期融合教育，越来越多孤独症孩子走进普通幼儿园、普通小学。但同时我国康复人才、特殊教育人才匮乏，大部分普通学校还不具有接纳孤独症孩子的环境准备、针对性课程、教师资源、专业支持等，特别是如何让围绕孤独症孩子周围的每一个人真正从内心到行动上接纳他们，是值得全社会思考的一个问题，也是一个重大难题。湖南少年儿童出版社走在了全国的前沿，邀请我们编写此绘本，从一个小学生小希的视角为大家讲述一个孤独症孩子星小弟在学校的种种遭遇和经历，有情节有冲突，更有爱和温暖。希望通过此绘本让更多人了解孤独症孩子的一样和不一样，帮助更多孤独症孩子融入家庭、学校和社会生活，帮助提高孤独症孩子的生活质量。

王如蜜

副主任言语治疗师

中南大学湘雅二医院康复医学科神经康复专科副主任

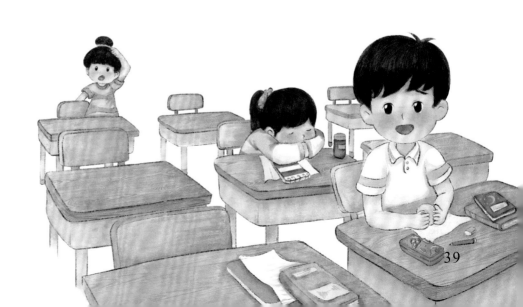

39

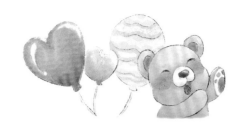

延伸阅读

什么是孤独症？

孤独症全称为孤独症谱系障碍（ASD），又称自闭症，是一种先天的、复杂的神经发育障碍。孤独症的症状通常出现在幼儿期，影响与他人沟通交流的能力。孤独症以社交沟通障碍、兴趣或活动范围狭窄以及重复刻板行为为主要特征，是一种对个体产生不同程度不同影响的"频谱条件"。

与孤独症相关的一些行为包括语言学习发育慢、眼神交流或谈话困难、与推理和计划有关的执行功能障碍、狭隘或者强烈的兴趣、感觉敏感度和运动技能差等，孤独症的诊断是基于对所有行为及其严重程度进行分析的。

我国孤独症的患病率大约为0.7%。2022年9月，国家卫健委发布《0~6岁儿童孤独症筛查干预服务规范（试行）》，以增强家长接受筛查、诊断和干预服务的主动性和积极性，规范儿童孤独症筛查、诊断、干预康复服务，提升干预效果，面向社会公众开展科普宣传，形成全社会关爱孤独症儿童及家庭的良好社会氛围。服务内容包括健康教育、筛查、诊断、干预康复等4部分。国家还颁布了《国务院关于建立残疾儿童康复救助制度的意见》，帮助孤独症患儿家庭减轻部分经济压力，每个孤独症儿童可以去当地残联定点机构申请每年10个月的免费康复，根据地域不同享受每年1.5万~4.5万不等的康复费用补贴。

孤独症是可以治疗的。研究表明，早期诊断和干预能显著改善孤独症患儿的预后。

以下是一些值得注意的迹象：

1.口语表达的缺乏或延迟出现；2.刻板语言或行为(如拍手、旋转物体)；3.很少或没有眼神接触；4.缺乏社会互动；5.缺乏自发的假想的游戏能力；6.对物体或活动有持续固定的玩法。

孤独症的早期红灯预警

4个月时，不会看着别人的脸微笑；6个月时，没有明显的快乐情绪；12个月时，听力没有问题但喊其名字不理睬；16个月时，不会说任何一个词；18个月时，不会用食指指点东西，目光不会跟随别人的指点看东西，不会玩过家家等需要想象的角色扮演游戏。

怀疑孤独症可以找谁？

儿科医师（包括儿童发育行为专科、儿童保健专科等医师）、儿童精神病学科医师、康复医学科医师、言语治疗师、行为干预师、心理治疗师、物理治疗师、作业治疗师、特殊教育教师……

撰写：杨楚英　肖雪　刘海琼　王如蜜　郭笑千

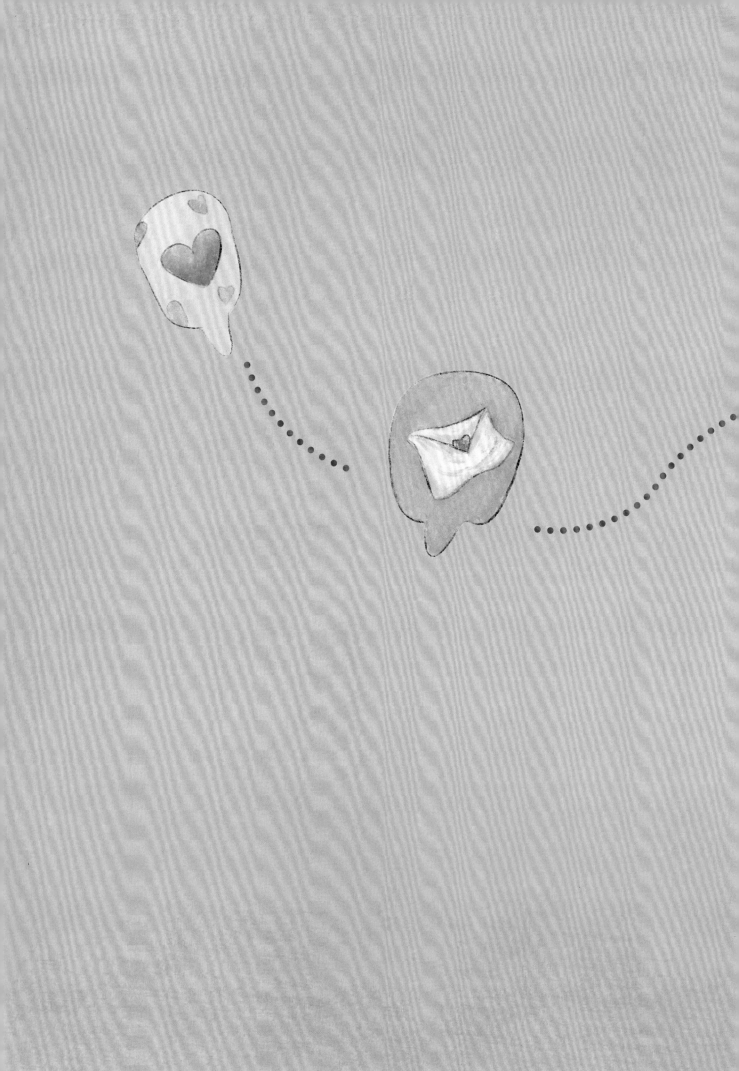